BEI GRIN MACHT SICH IHR WISSEN BEZAHLT

AF148993

- Wir veröffentlichen Ihre Hausarbeit,
  Bachelor- und Masterarbeit

- Ihr eigenes eBook und Buch -
  weltweit in allen wichtigen Shops

- Verdienen Sie an jedem Verkauf

Jetzt bei www.GRIN.com hochladen und kostenlos publizieren

Katja Rommel

Senioren und Musik - Musikunterricht und Musiktherapie für alte Menschen

GRIN Verlag

Bibliografische Information der Deutschen Nationalbibliothek:

Die Deutsche Bibliothek verzeichnet diese Publikation in der Deutschen National-
bibliografie; detaillierte bibliografische Daten sind im Internet über http://dnb.d-
nb.de/ abrufbar.

Impressum:

Copyright © 2007 GRIN Verlag GmbH
Druck und Bindung: Books on Demand GmbH, Norderstedt Germany
ISBN: 978-3-638-93577-7

Dieses Buch bei GRIN:

http://www.grin.com/de/e-book/90060/senioren-und-musik-musikunterricht-und-
musiktherapie-fuer-alte-menschen

GRIN - Your knowledge has value

Der GRIN Verlag publiziert seit 1998 wissenschaftliche Arbeiten von Studenten, Hochschullehrern und anderen Akademikern als eBook und gedrucktes Buch. Die Verlagswebsite www.grin.com ist die ideale Plattform zur Veröffentlichung von Hausarbeiten, Abschlussarbeiten, wissenschaftlichen Aufsätzen, Dissertationen und Fachbüchern.

Besuchen Sie uns im Internet:

http://www.grin.com/

http://www.facebook.com/grincom

http://www.twitter.com/grin_com

Senioren und Musik –

Musikunterricht und Musiktherapie für alte Menschen

von

Katja Rommel

WP: Psychologie des Alters

Abgabetermin: Ende September 2007

Inhaltsverzeichnis

„Nicht die Beurteilung der Harmonie in Tönen [...], sondern das Lebensgeschäft im Körper, der Affekt, der die Eingeweide und das Zwerchfell bewegt, mit einem Wort das Gefühl der Gesundheit... macht das Vergnügen aus, welches man daran findet, dass man dem Körper auch durch die Seele beikommen und diese zum Arzt von jenem brauchen kann." (Kant 1790/1966, 189f.)

1. Einleitung

Dass es eine Wechselwirkung zwischen Seele und Körper gibt, die durch Musik auf gesundheitsfördernde Weise angeregt werden kann, wie Kant es darstellt, ist eine seit Menschengedenken bekannte Tatsache, derer man sich heute wieder verstärkt zu besinnen scheint. Der rasante demografische Wandel und die damit in vielfältiger Weise verbundene Zunahme des Interesses an Fragen der Gesundheitsförderung, an Themen wie „Anti Aging" und „Wellness" dürfen hier als verstärkende Faktoren vermutet werden.

Längst ist Musik nicht mehr „Ausnahmezustand", wie Adorno beklagte (vgl. Adorno 1968, 139f.), sondern hat sowohl im pädagogischen als auch im therapeutischen Kontext als Medium sozialer Praxis zentrale Bereiche unseres privaten wie gesellschaftlichen Alltags besetzt und bildet in allen ihren Facetten und in allen Altersgruppen einen wichtigen Lebensfaktor. Zunehmend bestehen Programme für ältere Menschen, die Musikhören, eigenes Musizieren, Chorsingen, Opern- und Konzertbesuche, auch Tanz und Rhythmik, Lesungen mit Musikbegleitung sowie Musiktheater- und Musicalbesuche umfassen. Dabei stehen Interesse und Teilnahme an diesen Angeboten keineswegs allein unter dem Aspekt des Selbstzwecks, sondern umfassen weitere Intentionen – teils mit musikpädagogischer[1], teils mit musiktherapeutischer Schwerpunktsetzung: Austausch mit Anderen, Übung und Aneignung weiterer musischer Elemente, Kontakt mit der Umwelt, das Erleben von Spannung und Entspannung sowie die Entwicklung kreativer körperlicher und geistiger Fähigkeiten, die nötig werden, wenn aufgrund der durch das

---

[1] Streng genommen müsste von „Musikgeragogik" die Rede sein; doch konnte sich dieser Begriff bisher im Kontext von Musikunterricht noch nicht durchsetzen.

Altern veränderten Lebenslage Aufgaben neu zu bewältigen sind (vgl. Blancken-burg 2004, 82).

Bei der Entwicklung und Vermittlung solcher musikalischen Zielgruppenangebote sind neben fachspezifischen und medizinischen Aspekten vor allem soziodemografische Gesichtspunkte zu berücksichtigen, wie die Binnendifferenzierung zwischen „jungen Alten" und „alten Alten", Geschlechts- und Migrantenspezifika sowie die Standortnähe von Angeboten. Laut Bundestags-Enquete-Kommission „Demographischer Wandel" zeigt sich im Zusammenhang mit dem Altersstrukturwandel (vgl. Tews 1990) nämlich folgendes Bild: Eine frühe Entberuflichung schon vor dem 60. Lebensjahr,[2] eine länger währende nachberufliche Phase mit Verjüngungseffekten in den ersten Jahren und eine zunehmende Hochaltrigkeit der Bevölkerung mit überwiegendem Anteil von Frauen. In Hinblick auf die Wohndaten der älteren Bevölkerung zeigen Statistiken, dass 93 Prozent der Menschen im Alter von 65 und mehr Jahren in Privathaushalten leben - in absoluten Zahlen: ca. 12 Millionen Menschen; lediglich sieben Prozent dieser Altersgruppe leben in Einrichtungen der Altenhilfe (vgl. Zweiter Altenbericht 1998). Die Kommission geht davon aus, dass dieser demografische Wandel nicht aufzuhalten, sondern allenfalls abzumildern ist. Auch verstärkte Migration wird ihn nicht aufhalten, sondern lediglich abmildern können (vgl. Naegele 2002; vgl. Wienken 2003).

2. Alleinstellungsmerkmale von Musik

Nicht nur bei Angehörigen jüngerer Generationen, sondern auch bei den Senioren steht Musik im Wettbewerb mit anderen Angeboten zur Freizeitgestaltung bzw. anderen therapeutischen Angeboten; in verstärktem Maße, seit die Freizeitindustrie und die Anbieter auf dem Gesundheitsmarkt, insbesondere alle diejenigen, die in ihren Offerten „Wellness" verheißen, die Senioren, also eine Gesellschaftsgruppierung, bei der finanzielle Ausgaben nicht mehr in erster Linie der Anschaffung langfristiger Konsumgüter oder der Lebensvorsorge zu dienen haben, als kaufkräftige und mitunter kauflustige Zielkunden ausgemacht haben. Argumente, die im

---

[2] Die jüngst beschlossene Anhebung des Rentenalters wird, sofern der Beschluss Bestand haben wird, das geschilderte Szenario erst mittelfristig beeinflussen können. Gravierender, im Sinne eines die dargestellte Situation befestigenden Einflussfaktors, scheint die unfreiwillig frühe „Entberuflichung" infolge Arbeitslosigkeit.

Sinne von Alleinstellungsmerkmalen Musik gegenüber anderen konkurrierenden Angeboten herausstellen, orientieren sich vor allem an der „Umwegrentabilität" – also an positiv bewerteten außermusikalischen Begleiterscheinungen - von Musik und nicht an deren künstlerischem Selbstwert.

Von medizinischer Seite werden vor allem die folgenden beiden argumentativen Ansätze favorisiert:

o   Durch gleichzeitige Inanspruchnahme der auditiven, visuellen und proprio-zeptiven Wahrnehmungskanäle und durch die Notwendigkeit der zeitlich prä-zisen Kopplung von auditiven und sensomotorischen Vorgängen löst Musi-zieren im zentralen Nervensystem geradezu dramatische strukturelle und funktionelle Anpassungsvorgänge aus.

o   Sowohl bei der individuellen wie auch bei der gruppeninteraktiven Beschäfti-gung mit Musik ist eine besonders starke affektive Bindung der Tätigkeit fest-zustellen, was sowohl in Hinblick auf die Wirkungsqualität als auch unter dem Gesichtspunkt der Motivation zur langfristigen Beschäftigung mit der Materie ausschlaggebend ist.[3]

Ergänzend dazu wird von Seiten der Musikpädagogik betont, Musik

o   bilde als Quelle sinnlicher Erfahrung, künstlerischer und geistiger Ausein-andersetzung sowie als Medium der Interaktion ein Gegengewicht zu Erwerb und zur Anwendung lebenspraktischen Sachwissens;

---

[3] Altenmüller (2003) führt eine Reihe wissenschaftlicher Studien aus dem Umkreis seines Instituts für Musik-physiologie und Musiker-Medizin an der Hochschule für Musik und Theater Hannover als Beleg für diese beiden Thesen an. So sei etwa nachgewiesen worden, dass intensives Instrumentalspiel auch im Erwachse-nenalter zu Vergrößerungen auditiver und sensomotorischer Regionen der Großhirnrinde, z.B. der für die Hände zuständigen Nervenzellverbände, führe. Regelmäßiges Üben, so Altenmüller, führe auch bei Erwach-senen bereits nach 20 Tagen zu einer automatischen Koppelung der für die Sensomotorik und das Hören zuständigen neuronalen Netzwerke.

o   fördere als Medium ästhetischer Praxis vielerlei Fähigkeiten, die für das Mu-
       sizieren ebenso verbindlich seien wie für die soziale Kompetenz: Fähigkeit
       und Bereitschaft, sich selbst und andere wahrzunehmen würden entwickelt,
       einer Ausrichtung des Denkens am bloß Nützlichen und einer Konfektionie-
       rung des Empfindens werde entgegengewirkt (vgl. Schwarz 2003).

3.   Singen als Unterrichtsgegenstand und Mittel therapeutischer Intervention

Das Singen zählt in Musikunterricht und –therapie für alte Menschen zu den Anwendungen erster Wahl, da es als ursprüngliches und zumindest auf elementarer
Ebene allen Menschen zugängliches musikalisches Mittel breiteste Einsatzmög-
lichkeiten bietet und gerade der heute älteren Generation einen niederschwelligen
Zugang zum Musizieren eröffnet: „Schon von Kindheit an haben uns viele Lieder
begleitet. Besonders die heute älteren Menschen haben viel gesungen, auswendig
gelernt - sei es in der Familie, in der Schule, in ...Vereinen, ...im Gottesdienst... die
Gelegenheiten waren vielfältig und [sic] so hat sich im Laufe der Jahre ein großer
Schatz an Liedgut in [sic] Gedächtnis festgesetzt. Beim Singen können wir direkte
Auswirkungen auf die Sänger beobachten, die Erinnerung kommt zurück, das
Sprachvermögen ist wieder besser…, Unruhe tritt in den Hintergrund, durch die
intensivere Atmung verbessert sich die Grundspannung und Vitalität, es entsteht
oft eine Kontaktaufnahme zu den anderen Sängern und die TN [= Teilnehmer der
Musikgruppentherapie] motivieren und helfen sich so gegenseitig. Das Singen von
Liedern hat durch die Kopplung von Musik mit Text noch eine ganz besondere
Bedeutung innerhalb der Musik. Hier ist sofort ein Inhalt da, die Stimmung des
Liedes bekommt so eine besondere Bedeutung, die sofort die Gefühlsebene an-
spricht. Lieder sprechen an, können Geschichten erzählen, Stimmungen schildern,
Natur beschreiben - kurz uns auf die verschiedenste Weise in bestimmte Gefühls-
ebenen öder Stimmungen führen oder im Gegenzug helfen, Stimmungen auszu-
drücken und auszuleben." (Blanckenburg 2004, 112)

Dabei ist freilich den oftmals eingeschränkten motorischen, sensorischen, expres-
siven und kognitiven Möglichkeiten dieser Zielgruppe Rechnung zu tragen: Ein-
schränkungen ergeben sich vor allem aufgrund geringerer Bewegungsfreiheit in-

folge muskulärer Schwächung nach vaskulären Prozessen oder neurologischen Störungen, aufgrund von Hörschwierigkeiten und in der Folge eingeschränkter Kommunikationsfähigkeit, weiterhin aufgrund verminderter Sehfähigkeit sowie verminderter Konzentrations- und Gedächtnisleistung (vgl. Blanckenburg 2004, 79- 81). Dies fordert ein geduldiges und sensibles Eingehen auf die Schüler bzw. Patienten/Klienten und besondere Rücksicht auf ihre Leistungsgrenzen, um Demotivation zu vermeiden. Zugleich muss eine Unterforderung vermieden werden, damit keine ebenfalls demotivierende Langeweile aufkommt. Soweit mit Notenmaterial (ggf. grafischer Notation) gearbeitet wird, ist darauf zu achten, dass sie gut lesbar ist (ggf. Tafelanschrieb). Besondere Sensibilität ist in Hinblick auf ein häufig feststellbares Nachlassen des Kurzzeitgedächtnisses angebracht - damit Erklärungen nicht zu lang ausfallen und im notwendigen, nicht aber übertriebenen Maß wiederholt werden.

„Eine Musikpädagogik des Lebenslaufs, die es sich gleichermaßen zur Aufgabe macht, neben einer früh ansetzenden, am Ergebnis orientierten Professionalisierung... für jedes Lebensalter geeignete Rahmenbedingungen zu schaffen zu einem Umgang mit Musik, der am musikalischen Erlebnis orientiert ist und spielerisches Probehandeln zulässt, wird einen wichtigen Beitrag dazu leisten..., die wertvollste Ressource unserer Gesellschaft, das kritische und schöpferische Potenzial nämlich, von der frühen Kindheit an zu erschließen und lebenslang zu fördern." (Schwarz 2003)

4. Musikunterricht für alte Menschen

Musikunterricht für Senioren sieht sich im Vergleich zur traditionellen Musikpädagogik für Kinder und Jugendliche mit besonderen Problemstellungen konfrontiert, hat sie doch der Lebenslage und den altersspezifischen Interessen der nicht mehr erwerbstätigen Senioren Rechnung zu tragen.

Mit Blick auf die vermeintliche Vielfalt an Aktivitäten der „neuen Alten" und der „jungen Alten", die reisefreudig und ständig unterwegs sind, sich unentwegt fortbilden, sportlich und politisch aktiv sind, entstand in den letzten Jahren die Legende vom „Rentnerstress". „Die Wahrheit ist wesentlich differenzierter. Viele Zeitanteile werden nämlich von Alltagsroutinen besetzt, die sich z.B. auf einen Nebenerwerb, die Instandhaltung der Wohnung, die eigene Gesundheit und Mobilität und Geselligkeit beziehen. Eine deutliche Mehrheit in der nachberuflichen Phase bevorzugt dabei eine Kultur der Muße in der Ausübung dieser Tätigkeiten und ein gewisses Maß an eigener zeitlicher Selbstbestimmung. Fernsehen und Radiohören, wobei Musiksendungen einen hohen Stellenwert besitzen, stehen bei den Aktivitäten im Alltag an erster Stelle. Diese Interessen werden sogar als die klassischen Aktivitäten im Alter bezeichnet. Handelt es sich hierbei allerdings um Beschäftigungen, die nur im Rahmen der eigenen Wohnung ausgeübt werden, und finden diese immerwährend ohne soziale und gesellschaftliche Teilhabe statt, können sie zur Isolierung älterer Menschen beitragen." (Wienken 2003)

Die Entwicklung einer zielgruppenorientierten Musikpädagogik für alte Menschen[4], die bislang nur in Ansätzen existiert, hat daraus die eine Reihe von Schlussfolgerungen zu ziehen. Solcherart entstandardisierte musikpädagogische Angebote:

o   sollten sich - im Sinne einer „Kultur der Muße" - nicht im Gefolge der traditionellen Begründung musikpädagogischen Handelns primär am Leistungs- oder Bildungsgedanken orientieren;

o   sollten standortnah zur Verfügung stehen, und zwar, sofern sie institutionell gebunden sind, sowohl in Musikschulfilialen, als auch kooperativ in Einrichtungen der Altenhilfe (Tagesstätten, Wohnheim etc.);

o   sollten - im Sinne des diesem Kapitel vorangestellten Zitats - bei der Auseinandersetzung mit komponierter oder improvisierter Musik auch Erlebnisbereiche zulassen, in denen Selbsterfahrung und Lebenssinn berührt werden.

---

[4] Auf die begriffliche Unschärfe wurde bereits zuvor eingegangen.

5. Geriatrische Musiktherapie

Im Gegensatz zu entsprechenden musikpädagogischen Entwicklungen kommt der ge-riatrischen Musiktherapie derzeit aufgrund ihrer europaweit stärkeren Verbreitung ein höherer Stellenwert zu, weshalb auf diesen Bereich ausführlicher eingegangen werden soll.[5] Unter formal anwendungstechnischen Gesichtspunkten lässt sich feststellen, dass Musik durch ihre verschiedenen Parameter und die Art und Weise wirkt, wie diese im Wechselspiel mit einander stehen. Methodisch lassen sich aktive Musiktherapie - die Klienten/Patienten agieren selbst mit ihrer Stimme, mit anderen Körperklingern (beim Klatschen, Stampfen usw.) oder mit Musikinstrumenten -, und die rezeptive Musiktherapie - die Klienten/Patienten hören unter Anleitung ausgewählte Musik an -, unterscheiden. Beide kommen in der klinischen Praxis weitgehend als Begleittherapien zusammen mit anderen (psycho-)somatischen Maßnahmen zum Einsatz. Unter dem Aspekt des therapeutischen Settings differenziert man zwischen Einzel- und Gruppentherapiesituationen. Die Aufgaben geriatrischer Musiktherapie umfassen ein weites und wenig randscharfes Spektrum. Es reicht von Maßnahmen, die hinsichtlich ihrer Indikation und Methodik eher unspezifisch sind und zahlreiche Überschneidungen mit Musikpädagogik oder „Wellness" aufweisen, über den weiten Bereich der Psychohygiene und der Unterstützung beim Verbalisieren emotionaler Erlebnisinhalte bis hin zur indikationsgeleiteten gesundheitlichen Prävention, Krisenintervention und Rehabilitation.

Von besonderer praktischer Bedeutung ist hierbei die Musiktherapie in Gruppen. Blanckenburg beschreibt charakteristische Inhalte der aktiven Gruppentherapie mit drei unterschiedlichen Zielstellungen:

---

[5] Ungeachtet der Vielzahl therapeutischer Angebote steht die Wirkungsforschung zur geriatrischen Musiktherapie noch in den Anfängen. Bezeichnend ist z.B. der Umstand, dass Bunt in seinem Grundlagenwerk zur Musiktherapie nur knapp 2 Seiten diesem Themenaspekt widmet und über triviale Feststellungen wie - „Musiktherapie ist eine wirksame Behandlungsweise für geriatrischen Patienten... Die musiktherapeutische Vorgehensweise muss bei geriatrischen Patienten sorgfältig an Diagnosestellung und biografischem Hintergrund orientiert sein" (Bunt 1997, 166) - nicht hinauskommt.

„**Soziale Prozesse:** Kommunikation mit nonverbalem Schwerpunkt, Interaktion, Gefühlsaustausch, Gruppenbewusstsein, soziales Verhalten, Integration, Kontaktfähigkeit

Förderung von persönlichen Fähigkeiten: musikalische Kreativität/Ausdrucksfähigkeit, Gestaltung/Lernfähigkeit/Kurzzeitgedächtnis, Improvisationsfähigkeit, fein- und grobmotorische Bewegungen, auditive Wahrnehmungsförderung, Sensomotorik, Eigeninitiative

Wirkungen auf die Persönlichkeit: Lebens-/Spielfreude, Fantasie, Spontaneität, Anregungsvielfalt, Interessenweckung, Ausdrucksfreiheit, Ich-Stärkung/Erfolgserlebnis, emotionale Prozesse, Aktivität, Entspannung." (Blanckenburg 2004, 98. Hervorhebungen vom Autor)

5.1 Anwendungsbeispiele

Aus der Vielzahl von therapeutischen Anwendungsmöglichkeiten sollen abschließend drei exemplarisch vorgestellt werden, die den sensorischen bzw. motorischen und kommunikativen Bereich fördern können. Gemeinsam ist ihnen, dass die hier zum Einsatz kommenden Methoden aktiver bzw. rezeptiver Musiktherapie sowohl an einer Linderung des konkreten Störungsbildes ansetzen, als auch eine Verbesserung der emotionalen Befindlichkeit und der motivationalen Situation der Patienten anregen, wobei nicht in jedem Fall als ausgemacht gelten darf, was hierbei primär und was sekundär wirksam ist.

Der Musiktherapeut Albrecht von Blanckenburg berichtet aus der geriatrischen Arbeit über den Einsatz von Musiktherapie bei Parkinson-Patienten. Sowohl aktive Musiktherapie, bei der ein Hauptakzent auf betont rhythmischem Singen liegt, als auch das Anhören von bewegungsmotivierender Musik kann den Patienten dazu verhelfen, entgegen ihrem bradykinetischen Widerstand auch schnellere Bewegungen zu versuchen (vgl. Blanckenburg 2004, 94). Der Autor spricht einen besonderen Aspekt der aktiven Gruppenmusiktherapie an, wenn er auf die kommunikationseinleitende Wirkung gemeinsamen Musizierens von Patienten mit Morbus

Parkinson und anderen Teilnehmern hinweist. Das gemeinsame Singen in der Gruppe, das auch ohne begleitendes Reden die Teilnehmer zueinander in Bezug bringt, ermöglicht es ihnen, durch das Musizieren nonverbal Kontakte zu knüpfen und auf diese Weise aus ihrer krankheitsbedingten Isolation heraus zu finden: „Die starre Gesichtsmimik lässt den Patienten teilnahmslos erscheinen, was jedoch fast nie der Fall ist. Dies hindert aber oft Andere, Kontakt aufzunehmen, denn sie fühlen keine Reaktion oder Beteiligung im Gespräch. Interaktionsspiele mit und auch ohne Musik können dem Parkinson Patienten [sic] dies wieder ermöglichen und helfen ihm, sein Selbstwertgefühl wiederzuerlangen" (Blanckenburg 2004, 94).

Methodisch kommen hier vor allem Wechselgesänge mit Frage-Antwort-Struktur oder in Rondoform in Betracht, z.B. als Antiphon, bei der die Teilnehmergruppe geteilt wird und die Untergruppen abwechselnd einander „zusingen", oder als Responsorium, bei dem z.b. der Therapeut als Vorsänger mit der Teilnehmergruppe im Wechsel singt. Wichtig ist, dass bei diesem Störungsbild in der aktiven Musik-Gruppentherapie Stücke eingesetzt werden, deren rhythmische und melodische Charakteristika geeignet sind, die Bewegungen der Patienten auf den Takt zu konzentrieren und den Wechsel des Bewegungstempos durch die Musik anzuregen.

Aus der Sicht der Gehirnforschung befasst sich Manfred Spitzer mit dem Einsatz von Musiktherapie bei M. Parkinson. Ohne dezidiert auf geriatrische Fragestellungen einzugehen, referiert er Wirkungen von Musiktherapie bei parkinsonoiden Bewegungsstörungen anhand einer amerikanischen Studie von Pacchetti et al. Das Wissenschaftlerteam ging im Rahmen einer prospektiven kontrollierten Einfachblindstudie an 32 Parkinsonpatienten mit konstanter Medikation, von denen 16 zusätzlich wöchentlich aktive Musiktherapie und 16 traditionelle Physiotherapie erhielten, der Frage nach, wie Musiktherapie auf Parkinson-Symptome wirkt. Die motorischen Fähigkeiten der Probanden wurden anhand einer standardisierten Skala in zweiwöchigem Abstand während der vierteljährigen Versuchsdauer und zu einem Follow-up-Zeitpunkt nach zwei Monaten neurologisch untersucht: „Im Hinblick auf das Zittern hatten beide Therapien keinen Einfluss, die Rigidität… wurde durch die körperlich Therapie stärker reduziert als durch Musiktherapie, wohingegen die Bewegungseinschränkung... durch die Musiktherapie signifikant deutlich verbessert wurde. Musiktherapie zeigte weiterhin signifikante positive Effekte auf Alltagsaktivitäten wie Anziehen, Essen, Sicherheit beim Gehen und das so genannte ‚Einfrieren'... Auch das mit einem Fragebogen gemessene emotionale Wohlbefinden wurde durch die Musiktherapie, nicht aber durch die Physiotherapie signifikant gebessert. Das gleiche traf auf ein Maß der Lebensqualität zu... Einschränkend muss gesagt werden, dass sämtliche Effekte beim Follow-up-Zeitpunkt... nicht mehr vorhanden waren... Die Autoren interpretieren ihre Befunde so, dass durch die aktive Musiktherapie das emotionale Wohlbefinden der Patienten gesteigert wird, was seinerseits wiederum positive Effekte auf die Motorik hat" (Spitzer 2004, 431).

Auch Störungen wie die Aphasie oder Demenzen vom Alzheimertyp stellen eine Indikation für Musiktherapie dar. Hierbei wird ein patientenbiografischer Zugang gewählt, der auf musikalische Erlebnisse des Patienten zurückgreift, sie reaktualisiert und über das emotionale Gedächtnis zum Singen und Sprechen anzuregen versucht. So weist Blanckenburg darauf hin, dass Aphasiker mitunter über das Singen wieder Zugang zum Sprechen finden können.[6] In der aktiven Musiktherapie eignen sich dazu „bekannte Lieder, Intonationsübungen, gesungene Sätze oder Worte..." (Blanckenburg 91); in der rezeptiven Therapie kann durch „...Anhören schon bekannter Musikstücke... evtl. auch das Erinnerungsvermögen an Sprache geweckt werden. Dies hilft, Kontakt zum Patienten aufzubauen und ihn aus seiner Isolation und Einsamkeit herauszuholen." (Blanckenburg 2004, 91)

Bei der Musiktherapie von Alzheimer-Patienten muss in der Regel auf elementarer musikalischer Ebene angesetzt werden. Besondere Sensibilität des Therapeuten bei Auswahl und Anwendung des musikalischen Materials ist gefragt, wenn es darum geht, basale Erfahrungen mit einfachsten musikalischen Bausteinen zuzulassen, ohne die Patienten zu infantilisieren oder Ausdrucksmöglichkeiten zu limitieren. Im Vordergrund der therapeutischen Arbeit steht das Training des Kurzzeit-

---

[6] In Hinblick auf die Aphasiebehandlung ist besonderer Wert darauf zu legen, dass Musiktherapie nicht als Monotherapie, sondern begleitend zu einer logopädischen Grundtherapie eingesetzt wird.

gedächtnisses und, vor allem bei Bewohnern von Altenheimen, die ritualisierende Verbindung von Alltagsabläufen mit musikalischen „Merkhilfen" (vgl. auch Blanckenburg 2004, 95f.)

In der gerontologischen Forschung findet Musiktherapie mangels ausreichender Wirkungsstudien bislang nur unzureichende Anerkennung. Ihre Stärke liegt in der Unmittelbarkeit ihrer Anwendungen: sie sie nur an wenige Bedingungen gebunden, denn sie kommt weitgehend ohne Erklärungen und Anweisungen aus, wie sie in anderen Therapien vom Patienten verstanden werden müssen (vgl. Blanckenburg 2004, 105). Deshalb kann sie überall dort, wo bei geriatrischen Erkrankungen Kommunikation behindert ist, sei es infolge (sprech-)motorisch-expressiver oder kognitiv-rezeptiver Ursachen, einen „Königsweg" zum Patienten bahnen.

6. Quellenverzeichnis

Adorno, Th. W. (1968): Einleitung in die Musiksoziologie. Reinbek: Rowohlt 1968

Altenmüller, E. (2003): Was lernt Hänschen, was lernt Hans: Neurobiologie des musikalischen Lernens in unterschiedlichen Lebensaltern. Vortrag beim 5. Mainzer Musikpädagogischen Seminar „Music for Generations - Musiklernen in jedem Lebensalter", Peter-Cornelius-Konservatorium, Mainz, 21.11.2003 (Tonmitschnitt)

Blanckenburg, A. von (^{7}2004): Musiktherapie mit Senioren (Neue Reihe Ergotherapie, hg. V. Deutschen Verband der Ergotherapeuten e.V., Reihe 3: Fachbereich Geriatrie, Bd. 1. Idstein: Schulz-Kirchner Verlag

Bunt, L. (1998): Musiktherapie. Eine Einführung für psychosoziale und medizinische Berufe, dt. Bearb. v. H. Kapteina. Basel/Weinheim: Beltz Verlag

Kant, I. (1790/1966): Kritik der Urteilskraft (Nachdruck der Erstausgabe von 1790). Stuttgart: Reclam

Naegele, G. (2002): Die Bundestags-Enquete-Kommission „Demographischer Wandel" legt ihren Abschlussbericht vor. Zeitschrift für Gerontologie und Geriatrie (35) Heft 5, 482-486

Schwarz, F.-J. (2003): Fragen an eine „Pädagogik des Lebenslaufs. Vortrag beim 5. Mainzer Musikpädagogischen Seminar „Music for Generations - Musiklernen in jedem Lebensalter", Peter-Cornelius-Konservatorium, Mainz, 21.11.2003 (Tonmitschnitt)

Spitzer, M. (^{4}2004): Musik im Kopf. Hören, Musizieren und Erleben im neuronalen Netzwerk. Stuttgart/New York: Schattauer

Tews, H.-P. (1990): Leistung im Strukturwandel des Alters. In: Schmitz-Scherzer, R. u. a. (Hrsg.): Altern – Ein lebenslanger Prozess der sozialen Interaktion. Festschrift zum 60. Geburtstag von Frau Professor Ursula Maria Lehr. Darmstadt: Steinkopff-Verlag, 357-364

Wienken, C. (2003): Die Bedeutung von Musik, Rhythmik und Bewegung im Leben älterer Menschen. Vortrag beim 5. Mainzer Musikpädagogischen Seminar „Music for Generations - Musiklernen in jedem Lebensalter", Peter-Cornelius-Konservatorium, Mainz, 21.11.2003 (Tonmitschnitt)

Zweiter Altenbericht (1998): Wohnen im Alter. Bonn: Bundesministerium für Familie, Senioren, Frauen und Jugend